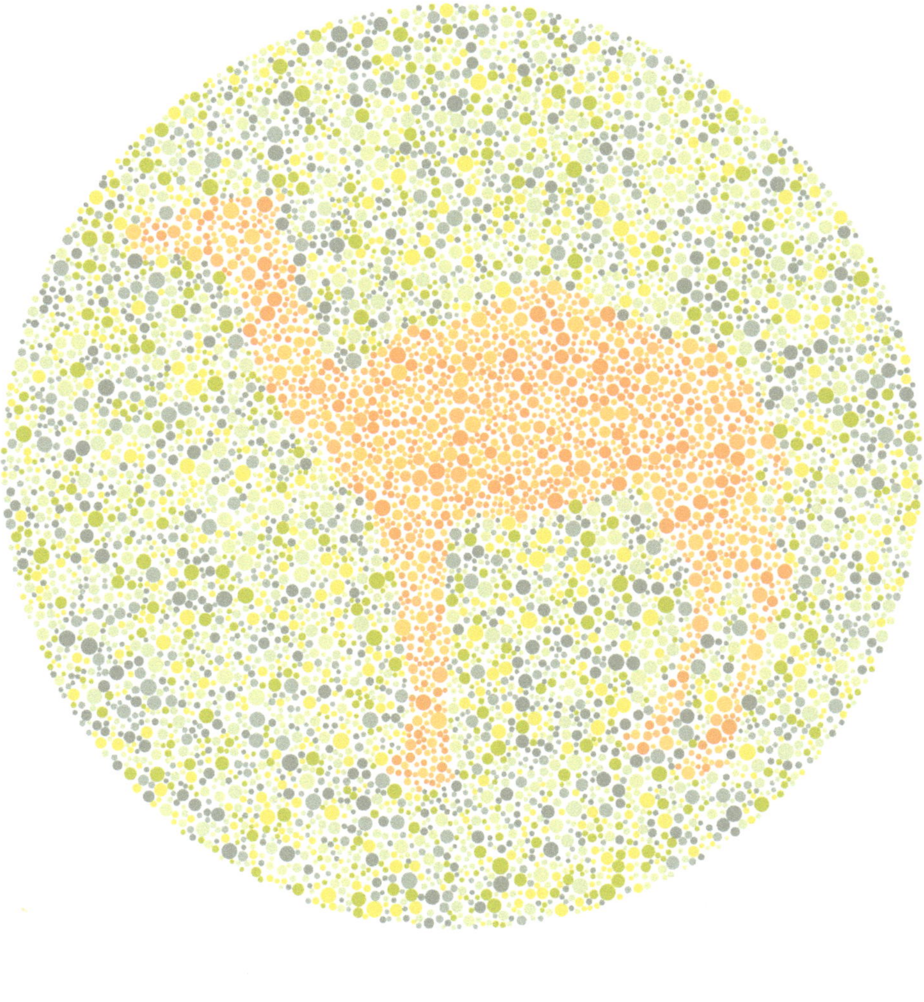

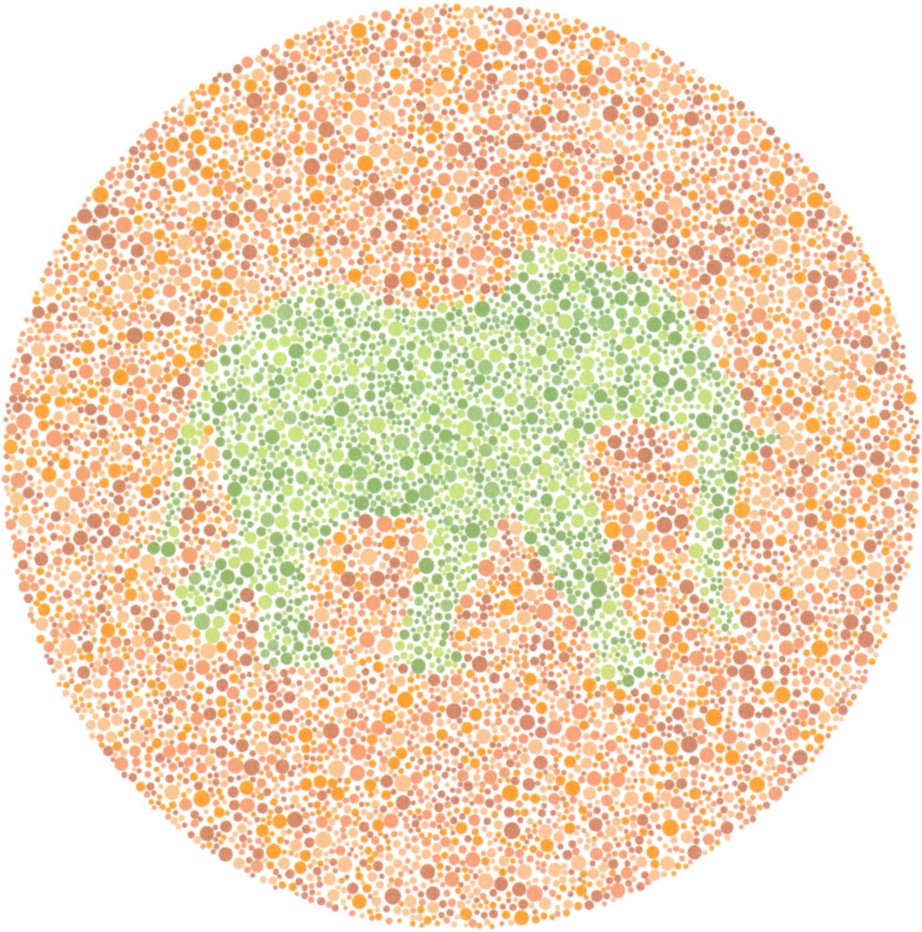

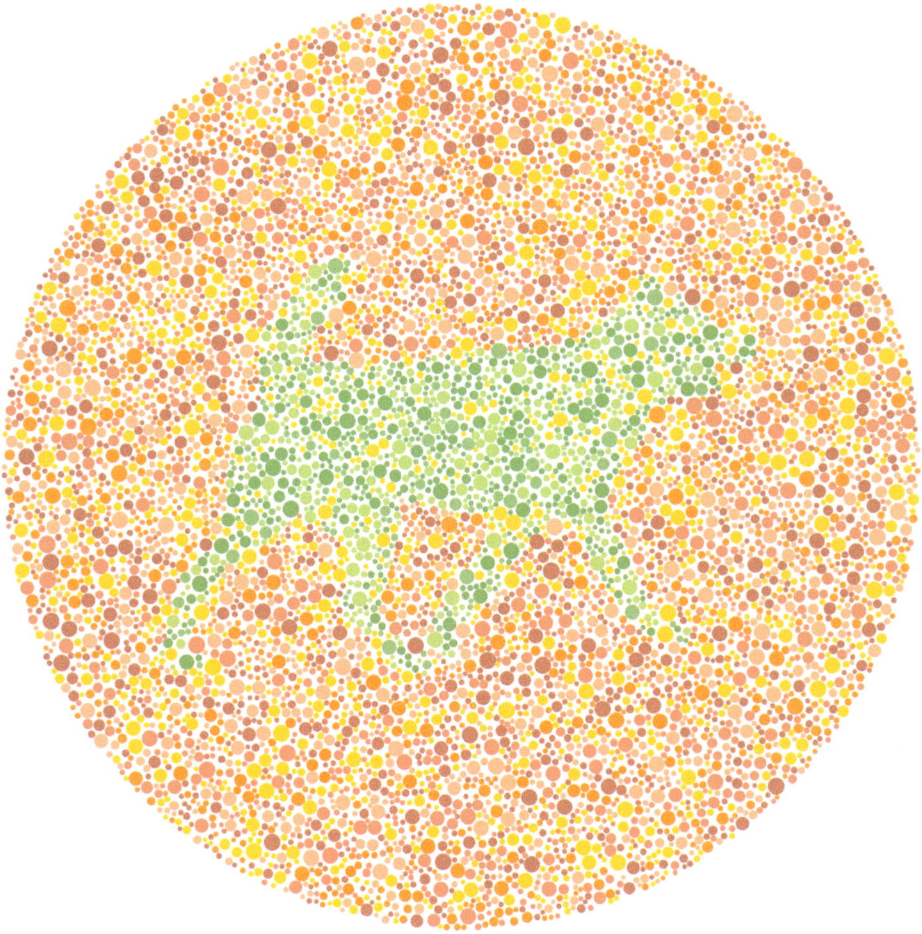

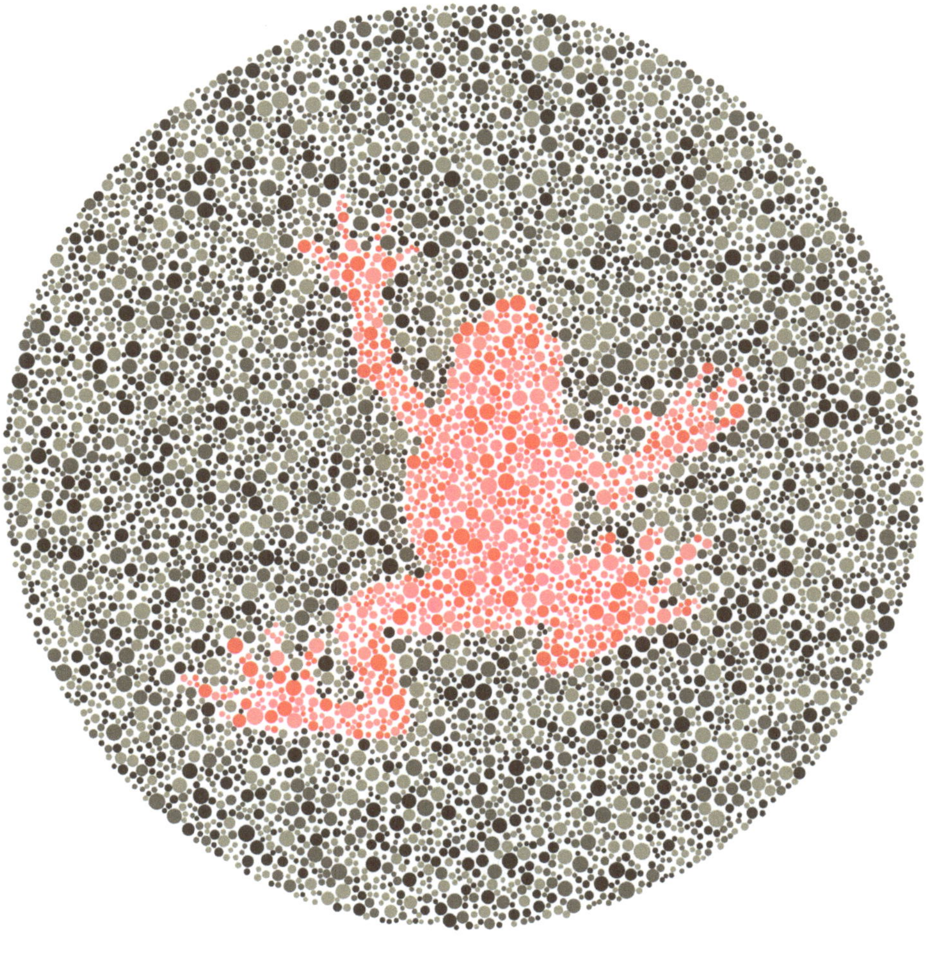

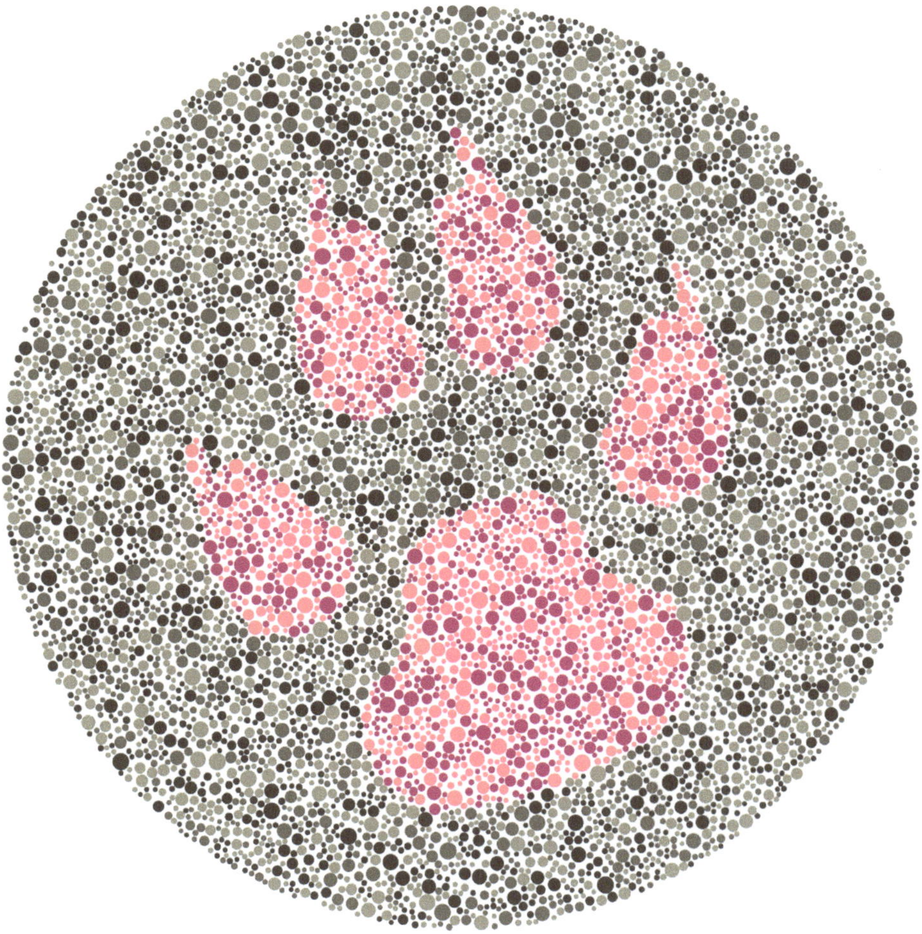

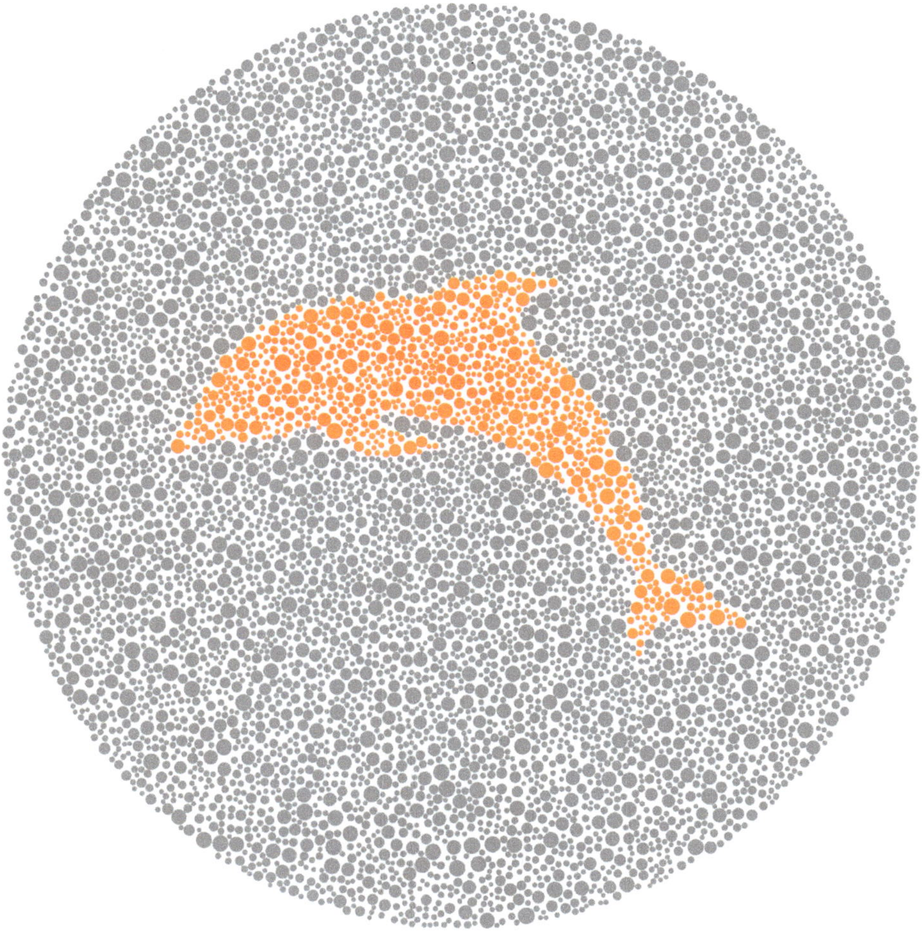

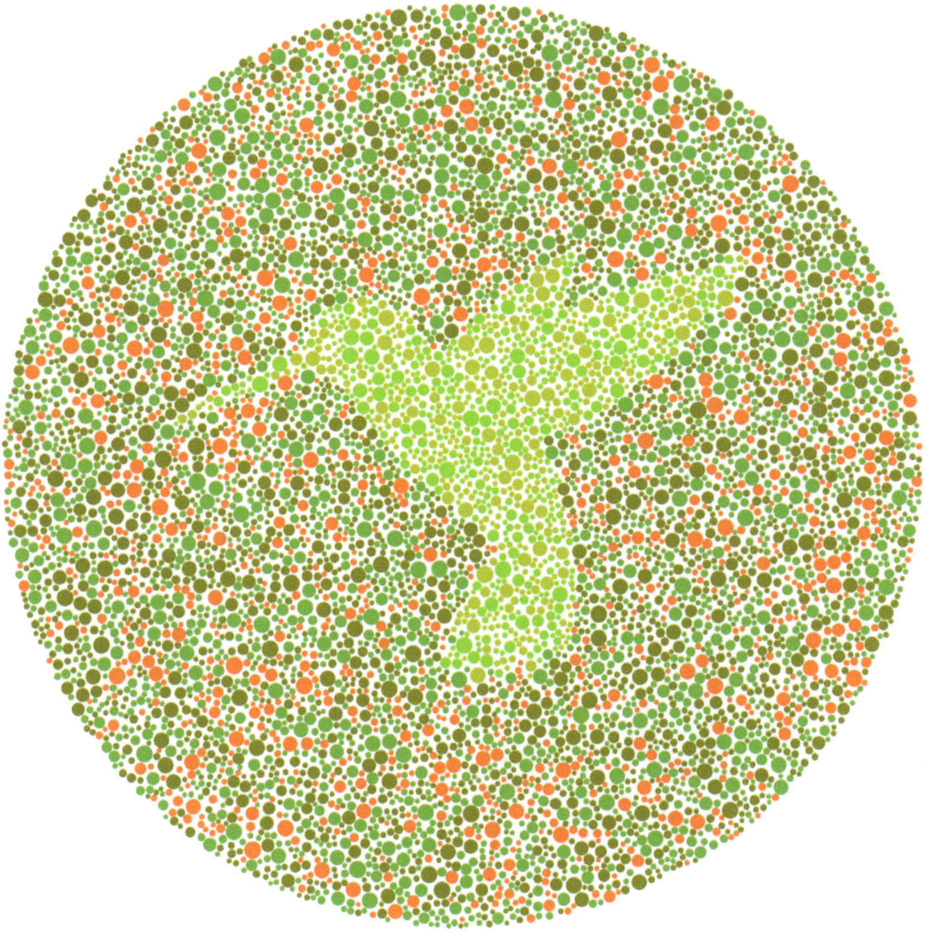

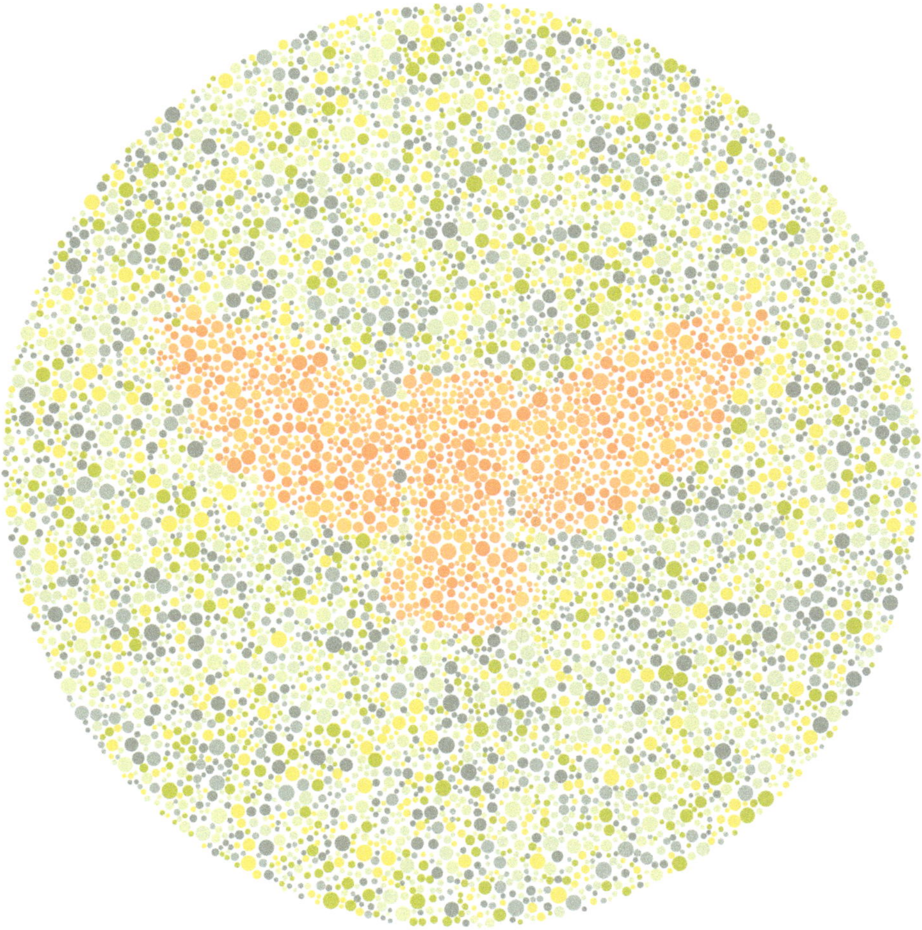

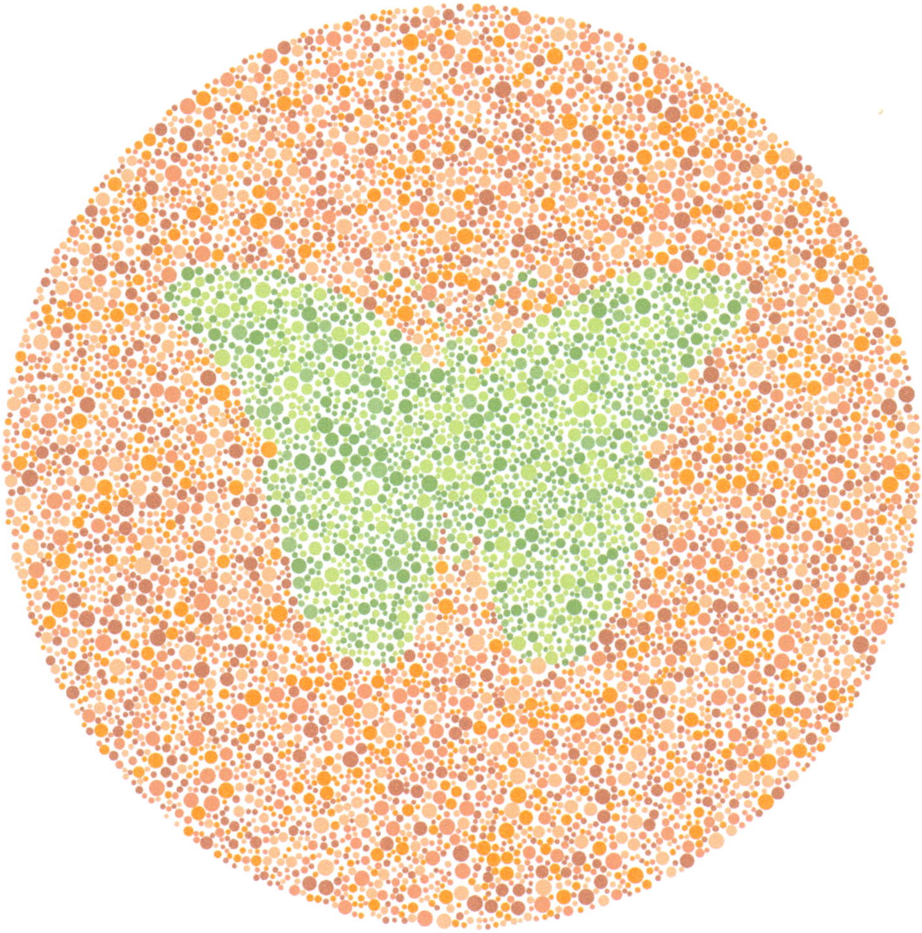

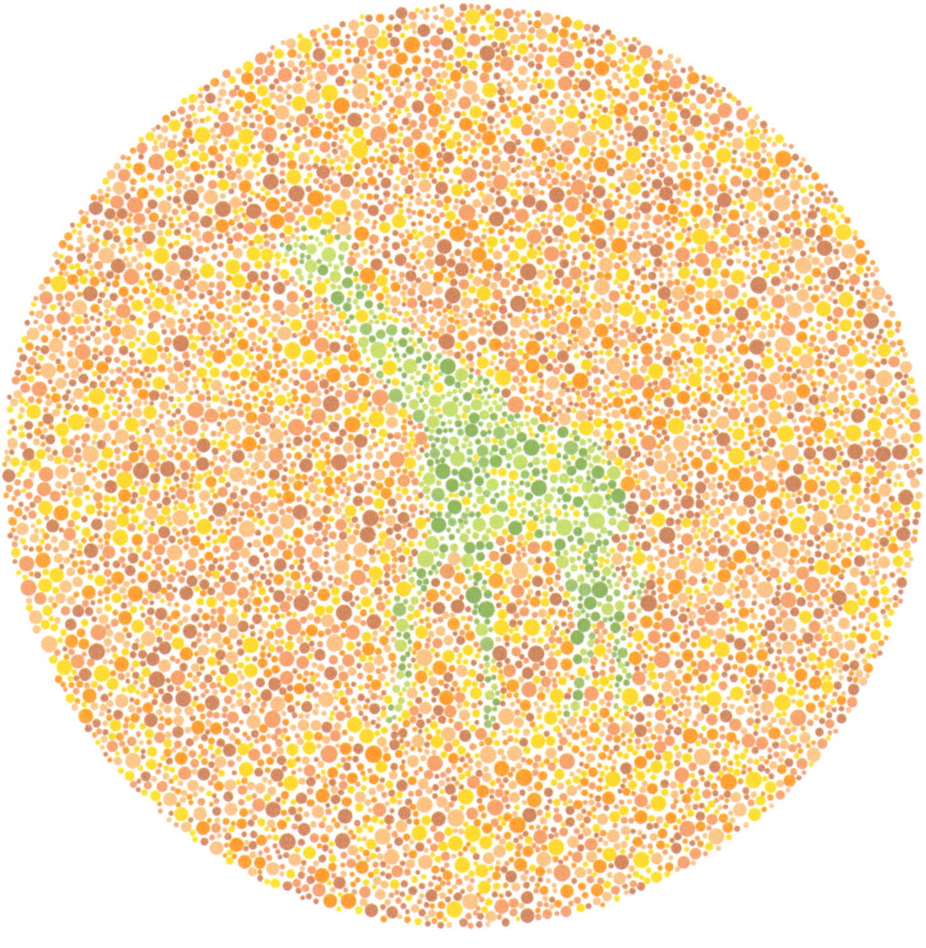

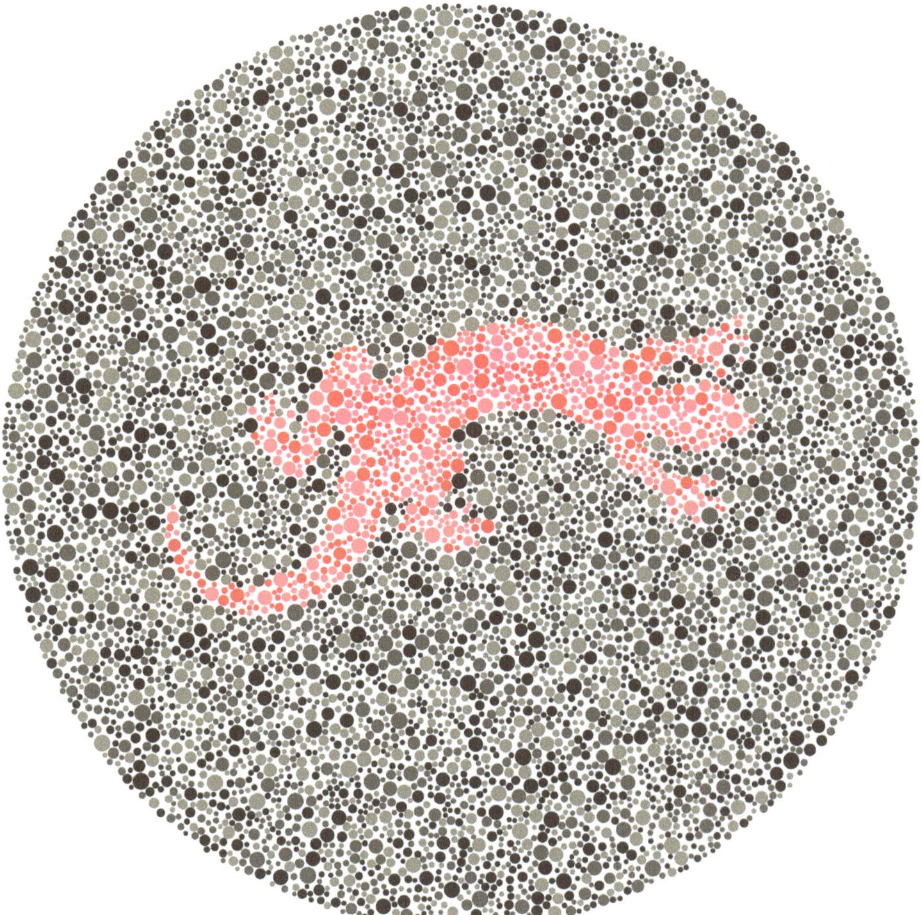

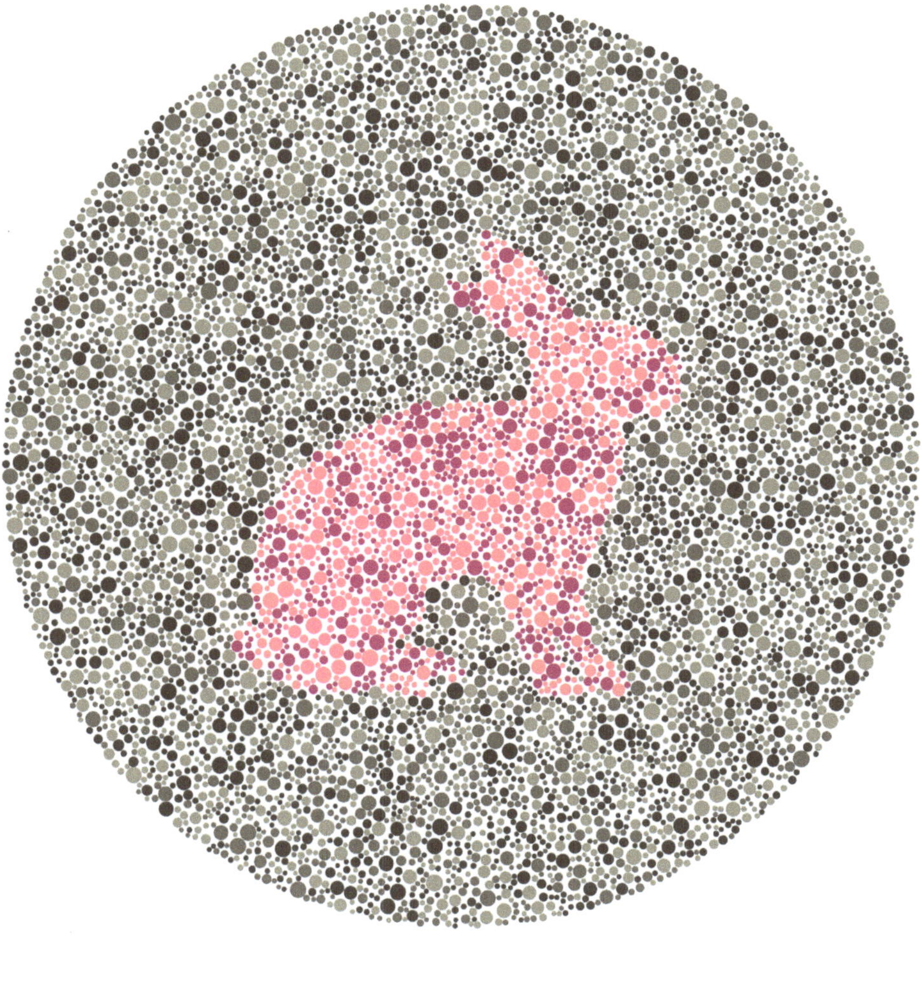

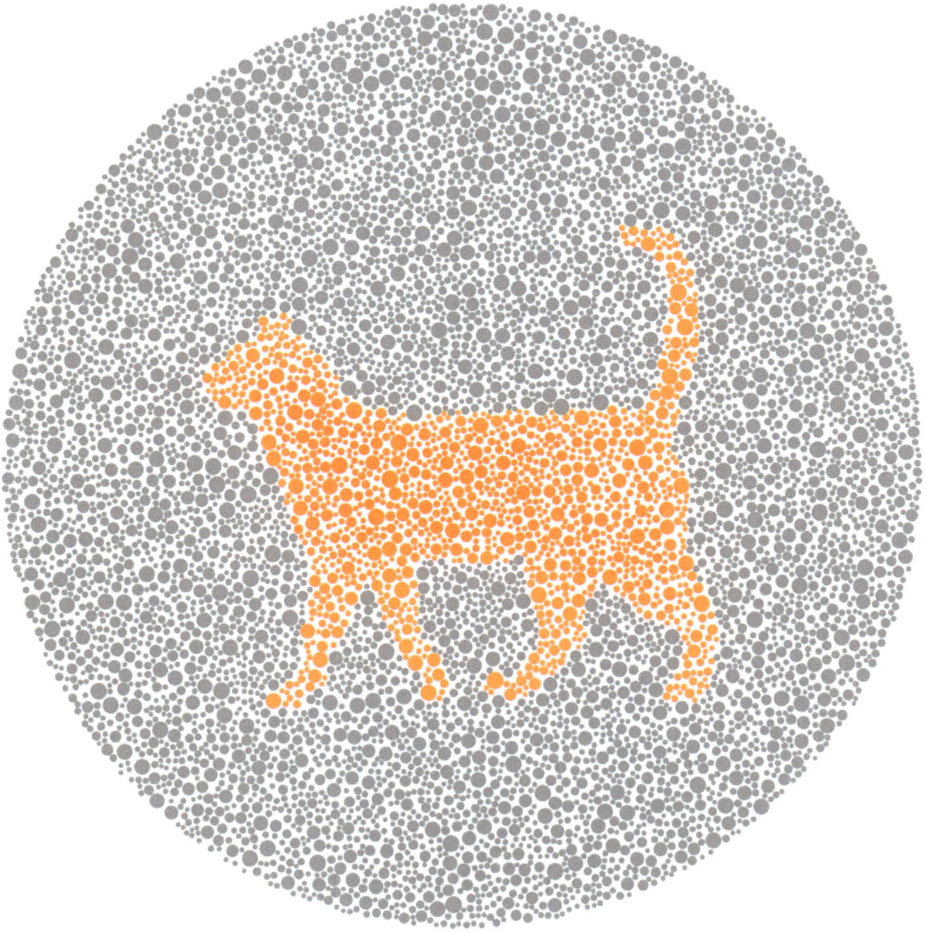

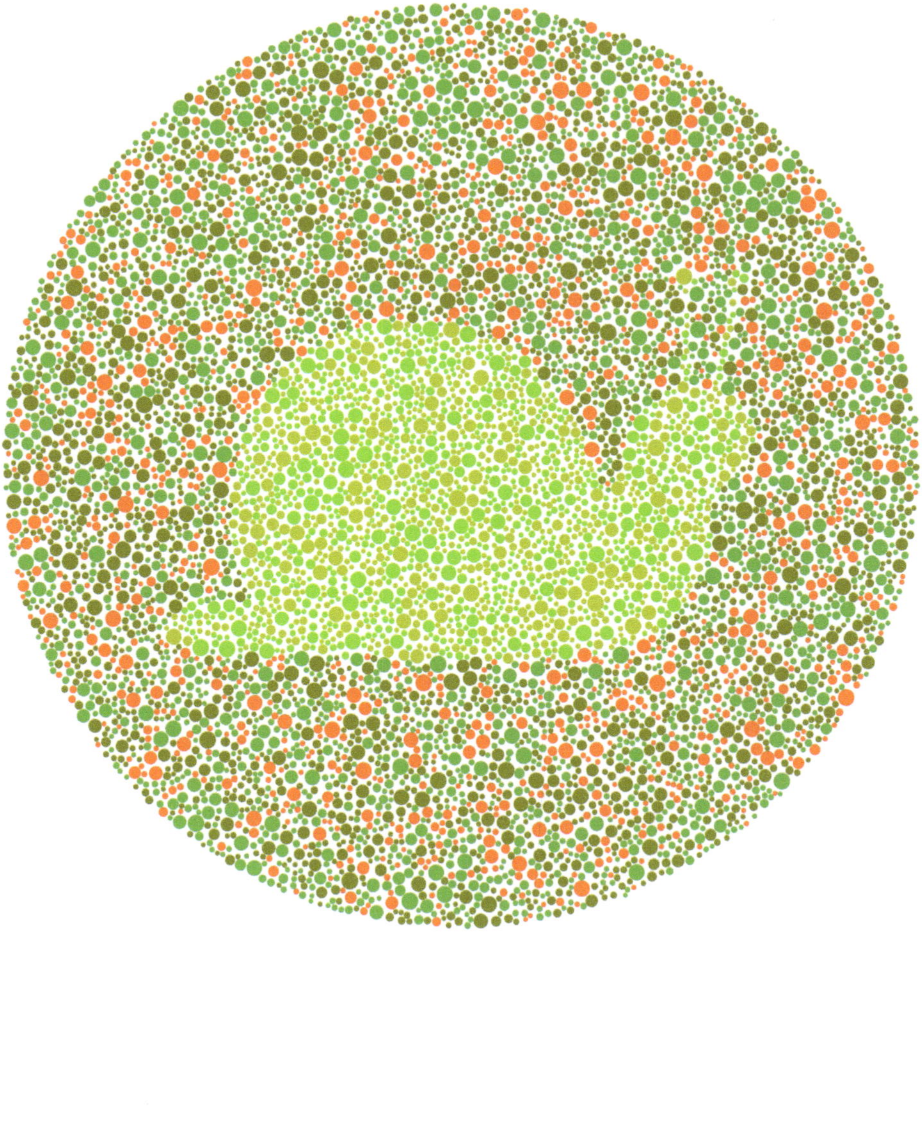

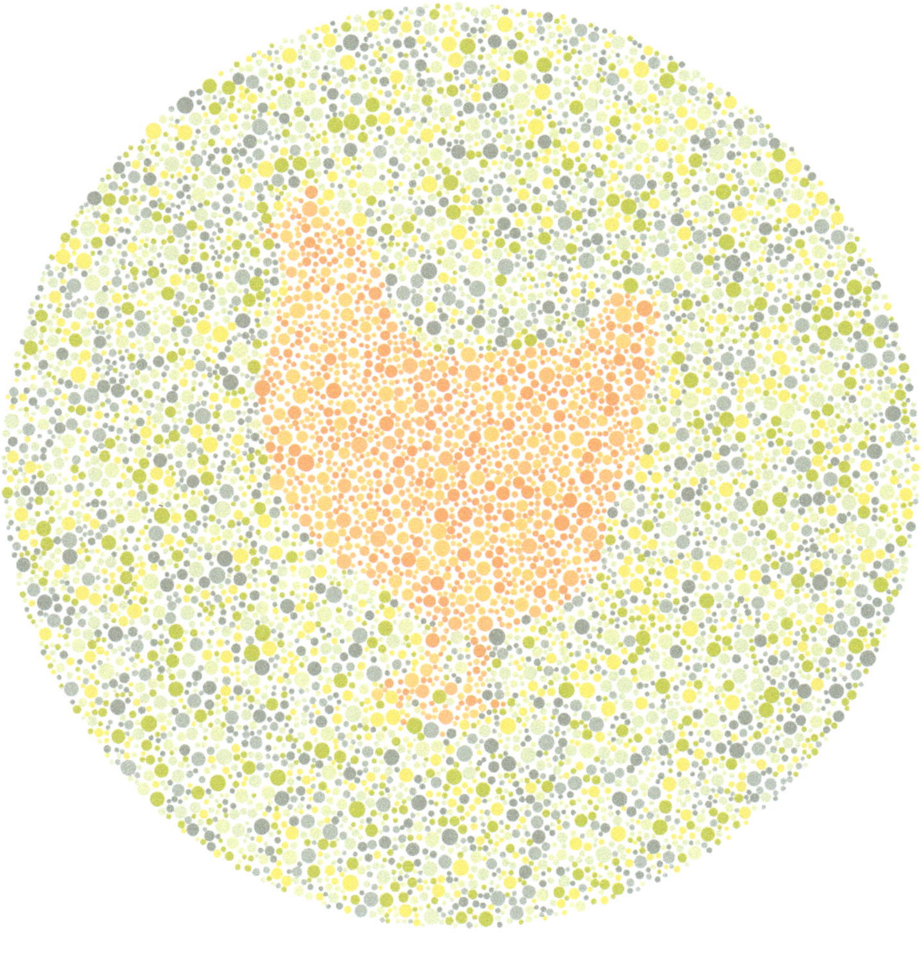

www.ingramcontent.com/pod-product-compliance
Lightning Source LLC
Chambersburg PA
CBHW050922290526
45792CB00002B/862
9798867039431